ÉTUDE SUR LE TRAITEMENT

DES PHLEGMONS

ET ABCÈS DU SEIN

CHEZ LES NOURRICES

PAR

LE DR A. BESANÇON

LYON
IMPRIMERIE ADMINISTRATIVE CHANOINE
DELAROCHE, Succ^r
10, PLACE DE LA CHARITÉ, 10

1881

ÉTUDE

SUR LE

TRAITEMENT DES PHLEGMONS

ET ABCÈS DU SEIN

CHEZ LES NOURRICES

IMP. CHANOINE, DELAROCHE SUCC[r], PL. DE LA CHARITÉ, 10. — LYON

ÉTUDE SUR LE TRAITEMENT

DES PHLEGMONS

ET ABCÈS DU SEIN

CHEZ LES NOURRICES

PAR

LE DR A. BESANÇON

LYON
IMPRIMERIE ADMINISTRATIVE CHANOINE
DELAROCHE, Succr
10, PLACE DE LA CHARITÉ, 10
1881

INTRODUCTION

Le but que nous nous proposons dans ce travail, n'est pas de faire une étude complète des phlegmons et abcès du sein qui surviennent si souvent durant le cours de la lactation.

L'étiologie de ces phlegmasies a été trop bien étudiée pour que nous ayons à enregistrer des idées nouvelles. Peut-être, cependant, si nous avions à aborder ce côté de la question, ferions-nous jouer à la lymphangite une influence plus exclusive encore qu'on ne l'a fait jusqu'à ce jour.

L'anatomie pathologique est assez complète depuis les travaux de Velpeau, Cruveilher, Sappey et Nélaton, et les publications récentes n'ont pas jeté une vive lumière sur le sujet.

Il y a conformité d'opinions sur presque tous les points, mais il n'en est pas de même sur le traitement. A mesure que les procédés de pansement se sont modifiés, on a vu se modifier aussi la pratique des chirurgiens. Aujourd'hui encore la manière de faire n'est pas uniforme. On trouve émises les opinions les plus différentes par des hommes jouissant d'une égale autorité scientifique.

Faut-il, comme quelques-uns le conseillent, attendre patiemment que le pus vienne se faire jour au dehors, après avoir lentement détruit la glande, le tissu cellulaire et la peau, au milieu de longues et parfois d'horribles souffrances ?

Ne faut-il pas, au contraire, plonger hâtivement le bistouri dans le sein en suppuration, maintenant que l'on ne craint plus de voir survenir toute la série des complications des plaies jadis tant redoutées ?

On a discuté longtemps sans arriver à des conclusions positives, aussi nous n'oserions aborder la question et la résoudre, si depuis quelques années un nouveau mode de pansement n'avait modifié complètement les indications chirurgicales. Puisque l'on ne doit plus redouter la plaie du bistouri, en raison des complications infectieuses qui peuvent en être la conséquence, ne voit-on pas disparaître, par le fait, les arguments que l'on avait invoqués pour condamner l'ouverture hâtive par le chirurgien ?

C'est après avoir passé en revue les différents modes de traitement, après avoir examiné les faits invoqués que nous prononcerons en pleine connaissance de cause. A dire vrai, notre opinion n'était pas faite avant d'entreprendre ce travail, et nous restions indécis entre les affirmations de quelques-uns de nos maîtres qui jugeaient la question résolue, les uns en faveur de l'intervention immédiate, les autres, au contraire, en faveur de l'expectation.

Avant d'aborder le traitement chirurgical des abcès du sein, nous avons accessoirement passé en revue les moyens conseillés pour mettre la nourrice à l'abri de ces douloureux accidents; accessoirement aussi nous avons étudié l'action du traitement général et de l'hygiène qui, dans le cas, ont un rôle important.

Pour le dire en deux mots, nous avons essayé de répondre à ces questions que se pose nécessairement le médecin en présence d'une mère qui allaite son enfant.

Que peut-il faire pour éviter les phlegmons du sein ?

Que doit-il faire quand le phlegmon s'est déclaré ?

Doit-il inciser, doit-il attendre ?

Enfin, que doit-il conseiller au sujet de l'enfant?

Mais, avant d'entrer en matière, qu'il nous soit permis de remercier M. le professeur Desgranges qui, pendant le cours de nos études, nous a toujours porté le plus bienveillant intérêt, M. le docteur Cordier, chirurgien des hôpitaux, qui nous a inspiré ce travail et aidé de ses conseils. Remercions aussi M. le professeur Bouchacourt qui a bien voulu accepter la présidence de notre thèse.

APERÇU GÉNÉRAL

SUR LES

ABCÈS DU SEIN

FRÉQUENCE. — CLASSIFICATION. — ÉTIOLOGIE TRAITEMENT

Les inflammations du sein, très rares en dehors de la puerpéralité, rares pendant le cours de la grossesse, sont extrêmement fréquentes pendant la lactation. Les statistiques de Velpeau, de Rossi, de Churchill, Nunn, l'ont suffisamment établi. Les primipares y sont plus spécialement disposées, surtout pendant les trois premiers mois de l'allaitement.

Nous ne voulons pas en chercher la cause, car nous serions ainsi en dehors de notre travail. Si nous insistons sur leur fréquence, c'est pour montrer l'intérêt qui doit s'attacher à leur traitement tant préventif que curatif.

Leur étude a fait le sujet d'un grand nombre de travaux. C'est à Velpeau que revient l'honneur de les avoir décrites d'une façon magistrale. Dès 1839, dans un article du *Dictionnaire*, en 30 volumes, qui est comme le résumé, ou pour mieux dire, la préface de son *Traité des Maladies du sein*, cet auteur, après en avoir admirablement étudié l'étiologie, les symptômes et l'anatomie pathologique, en donna une classification qui a été adoptée par tous les chirurgiens qui l'ont suivi. Comme les autres nous l'accepterons et comme lui nous diviserons les abcès du sein au point de vue de leur siège anatomique :

En abcès superficiels comprenant les abcès de l'aréole et du tissu cellulo-graisseux sous-cutané ;

En abcès glanduleux primitifs ou secondaires ;

Et en abcès profonds idiopathiques et symptomatiques.

Cette classification si bien justifiée par la clinique, suffit à elle seule pour démontrer que l'auteur des *Maladies du sein* connaissait la question presque aussi bien que nous la connaissons aujourd'hui. Les travaux faits après lui n'ont pas apporté beaucoup d'idées nouvelles. On n'admet plus guère il est vrai, avec Velpeau, la propagation de l'inflammation par les canaux galactophores, et l'ont fait jouer aux lymphatiques une influence prépondérante plus en rapport avec nos idées actuelles de physiologie pathologique.

Presque toutes les publications récentes sur les inflammations du sein ont eu principalement pour but de faire connaître quelques nouvelles méthodes de traitement. Il nous paraît inutile d'en faire ici la longue énumération.

Trousseau et Contour, Blandin, de Sandouville,

Charpentier-Méricourt, Giraldès, Nélaton, Chassaignac, Gosselin et leurs élèves sont venus tour à tour conseiller l'incision hâtive, l'incision tardive, la compression ou l'expectation pure et simple. Nous aurons à discuter longuement les opinions émises par ces différents auteurs, mais ce qui nous frappe tout d'abord, et ce que nous devons signaler, c'est la tendance générale des chirurgiens à l'intervention. Leur bistouri n'est arrêté que par la crainte des complications qui suivaient si souvent les plaies par instrument tranchant. Pour n'en citer qu'un exemple, quand Chassaignac crut avoir découvert dans le drainage un moyen certain pour mettre le malade à l'abri de l'érysipèle et de l'infection purulente, il n'hésita pas à ouvrir largement et hâtivement les abcès du sein pour leur appliquer sa méthode. Un instant il fut suivi dans cette voie, mais quand on vit que le drainage ne tenait pas toutes les promesses de son auteur, il fallut bien revenir à l'expectation où à des ponctions inoffensives. C'est ce que fait encore Gosselin dont on trouve les idées exposées dans ses Cliniques et dans la thèse remarquable d'Herpin en 1876.

Aujourd'hui qu'une ère nouvelle se lève pour la chirurgie, on peut en principe revenir à l'incision tant préconisée par Chassaignac. La méthode antiseptique donne des résultats qui ne se démentiront pas et désormais l'expectation dans les abcès du sein nous paraît en principe condamnée. Nous montrerons par des faits qu'elle est aussi condamnée par la clinique.

Nous n'aurons plus à tenir compte de la forme des abcès, de leur siège, de leur profondeur, l'intervention sera justifiée dans tous les cas.

Mais avant d'aborder le traitement chirurgical des différentes variétés d'abcès, nous devons dire quelques mots du traitement préventif. Nous verrons que là aussi la méthode antiseptique peut donner des résultats et mettre la nourrice à l'abri des phlegmons du sein qu'elle n'aurait pas évités.

I

TRAITEMENT PRÉVENTIF

Etudier les moyens de prévenir les phlegmons du sein, c'est étudier les causes qui les provoquent afin d'y remédier. S'il est vrai que les *traumatismes* pendant l'allaitement peuvent provoquer des inflammations de la glande, l'attention de la nourrice doit être plus particulièrement portée sur ce point.

Un traumatisme léger qui, en dehors de la lactation, aurait été sans importance, peut provoquer une phlegmasie véritable dans un organe déjà physiologiquement congestionné. Ainsi en est-il de l'influence du froid, auquel nous n'accordons pas une importance capitale, comme on l'a fait autrefois, mais dont nous devons cependant tenir compte.

L'engorgement laiteux a une importance déjà plus considérable. Chez la femme qui vient d'accoucher ou qui allaite, la sécrétion du lait se fait d'une manière permanente, quoiqu'elle soit plus active pendant la succion. Le lait sécrété s'accumule dans les canaux galactophores, dans les culs-de-sac glandulaires et, à un moment donné, cette réplétion exagérée peut devenir douloureuse.

C'est alors qu'il y a engorgement laiteux. Cet état presque pathologique, qui prédispose singulièrement aux phlegmasies, peut se présenter chez la nouvelle accouchée qui ne donne pas ou qui donne trop tardivement le sein à l'enfant. Il se rencontre surtout chez la nourrice qui, après avoir allaité pendant quelque temps, est obligée de suspendre brusquement l'allaitement.

Ces considérations doivent guider la conduite du médecin. Il doit condamner cette habitude déplorable qui fait retarder parfois jusqu'au troisième jour la présentation du sein au nouveau-né, sous prétexte que la sécrétion n'est point accomplie. A ce moment le sein est tuméfié, douloureux et le mamelon déprimé.

Ce sont autant de causes de souffrances pour la mère et pour l'enfant. Il est vrai que les premières tétées peuvent provoquer un effet purgatif, mais cette purgation légère, loin d'être nuisible, ne peut être qu'utile pour favoriser l'expulsion du méconium. N'est-on pas, en effet, quelquefois obligé de donner quelques laxatifs pour arriver à ce but ?

Chez la femme qui ne veut pas allaiter, la fluxion s'accomplit avec la même intensité, mais elle cesse vite, n'étant pas constamment provoquée par la succion de l'enfant.

En général, quelques purgations légères, la diète à laquellle doit être plus spécialement condamnée la femme qui n'allaite pas, sont des moyens qui suffisent pour modérer la sécrétion et empêcher le développement de l'inflammation. Quelquefois il n'en est pas ainsi, et la femme se trouve alors dans la situation de la nourrice qui, après avoir allaité pendant quelque temps, est obligée de suspendre brusquement la lactation. Les moyens ne manquent pas, qui ont été conseillés pour tarir la sécrétion du lait. Il y a longtemps que Trousseau condamnait le sein au repos par des bandelettes de Vigo, pratique qui est également suivie depuis longtemps en Angleterre, où l'on remplace les emplâtres à base de mercure par les emplâtres à base de plomb.

Plomb ou mercure importe peu, ce qu'il faut, c'est immobiliser la glande et exercer sur elle une compression à la fois large et douce, comme on peut l'obtenir avec le bandage ouaté préconisé par Gosselin.

Faut-il accorder une grande importance à ces emplâtres à l'extrait de belladone, à l'onguent napolitain, à l'extrait de valériane, à l'iodure de potassium? Ce sont là des résolutifs dont l'action jugée jadis si puissante est aujourd'hui loin d'être démontrée.

Comme ils peuvent d'ailleurs provoquer des irritations locales, il vaut mieux les employer avec réserve et pour la seule satisfaction de la malade. L'iodure de potassium administré à l'intérieur diminue incontestablement la sécrétion du lait; on peut facilement s'en convaincre quand la nécessité de combattre une maladie diathésique en indique l'emploi, mais ce n'est pas un médicament que l'on doit préconiser. Nous pourrions en dire autant de l'aconit donné d'une manière régulière en Danemark et en Angleterre.

L'ergot de seigle à la dose de 1 gramme (*Revue Médicale des Sciences*, Hayem, 1875) paraît avoir la puissance de faire disparaître en quelques jours les engorgements laiteux et les mammites au début. Pour le dire en passant, si cette action de l'ergot de seigle était bien démontrée, ce serait une indication d'être sobre de son emploi chez l'accouchée qui veut nourrir. Peut-être même, est-ce l'emploi abusif de l'ergot qui, chez certaines femmes, retarde la sécrétion physiologique?

Nous ne parlerons que pour mémoire des diverses tisanes de canne de Provence, de pervenche, d'*uva ursi*, de graines de courge, qui sont si vantées et si journellement employées.

Ce qui reste acquis, c'est que les purgatifs répétés plusieurs fois si cela est nécessaire, rendent de véritables services. C'est ainsi que le petit-lait de Weiss a pu mériter jusqu'à un certain point sa réputation.

A l'époque où l'on pratiquait la saignée pour des causes les plus diverses, elle était conseillée chez la femme qui cessait brusquement d'allaiter. Aujourd'hui, il faudrait une réaction inflammatoire bien vive pour en nécessiter l'emploi.

En deux mots : purgatifs et compression constituent le seul traitement efficace de l'engorgement laiteux.

Si pourtant, la tension était trop douloureuse, il serait permis de pratiquer quelques succions pour donner un soulagement temporaire. Cette aspiration du lait que l'on peut faire par divers procédés, est bien certainement préférable à la pratique de Batzenbeck de Prague qui, entourant la mamelle avec sa main, pressait dans la direction du mamelon, et exprimait en quelque sorte la glande. Ne craignait-il pas ainsi de contusionner l'organe et de produire par ce traumatisme l'inflammation qu'il voulait éviter?

Chez la nourrice qui n'est pas obligée de supprimer brusquement l'allaitement, le nourrisson est encore le meilleur appareil de succion, et il est plus sage de cesser peu à peu la lactation en donnant le sein à des intervalles de plus en plus éloignés et seulement lorsque l'engorgement est trop douloureux.

En réalité, le froid, le traumatisme, l'engorgement laiteux ne jouent qu'un rôle très secondaire dans l'étiologie des abcès du sein. Les *excoriations du mamelon* sont presque toujours les causes des divers processus inflammatoires. Ce sont des portes d'entrées pour le virus infectieux, qui provoquera tantôt de la lymphangite superficielle avec l'inflammation du tissu cellulaire sous-cutané et des ganglions correspondants, tantôt, au contraire, de la lymphangite profonde avec l'inflammation des lobules glandulaires. Nous sommes très enclins à ne voir dans les inflammations superficielles ou profondes de la mamelle que des lymphangites suppurées, lymphangites qui doivent disparaître quand on aura fait disparaître l'ulcération, ou empêché la production du virus par une sage hygiène antiseptique.

Depuis les magnifiques recherches de M. Sappey qui n'a fait, du reste, que confirmer Cruveilhier, il est démontré que les lymphatiques profonds nés en abondance autour des lobules glandulaires se dirigent vers l'aréole en suivant les canaux galactophores, et qu'ils forment autour du mamelon un plexus de vaisseaux qui vont aboutir par quelques troncs volumineux aux ganglions de l'aisselle.

Les vaisseaux lymphatiques superficiels et profonds forment donc un ensemble solidaire qui explique très bien la propagation des inflammations superficielles aux lobules glandulaires. Cette propagation s'expliquerait mieux encore, si l'on admettait avec MM. Richet et Nélaton, que les lymphatiques profonds naissent autour de l'aréole au lieu d'y aboutir, et traversent la glande d'avant en arrière pour former le réseau rétro-mammaire, et de là se rendre aux ganglions de l'aisselle.

Quoiqu'il en soit, il est démontré aussi bien par l'anotomie que par la clinique que 9 fois sur 10 les phlegmons de la glande mammaire sont la conséquence des ulcérations, excoriations ou fissures du mamelon.

Prévenir ces ulcérations, c'est donc mettre la nourrice à l'abri des abcès du sein.

Certaines femmes, à tempéramment lymphatique, y paraissent tout spécialement disposées ; c'est chez elles qu'est nécessaire une constante attention. Et d'abord, il faut éviter que le mamelon soit gêné dans son développement, par un corset trop serré, durant le cours de la grossesse. Il faut éviter aussi de laisser entre les papilles ces débris épidermiques, ce colostrum concrété qui ramollit l'épiderme et l'érode. Pendant l'allaitement, et surtout chez les primipares, car c'est surtout chez elles qu'il faut craindre ces complications, il est nécessaire d'entretenir des soins de propreté extrême, et de ne pas laisser séjourner à la surface du mamelon et dans les sillons inter-papillaires le lait mêlé à la salive de l'enfant. La fermentation lactique, qui se développe avec une extrême rapidité, ne peut qu'irriter le mamelon et le prédisposer aux excoriations. Il est sage, par conséquent, de donner à la nourrice l'habitude de laver avec précaution l'extrémité du sein après chaque tétée. Pour ces lotions, les liquides astringents, tels que le vin, les solutions de tannin au centième, sont employés avec succès.

Malgré ces précautions, et à plus forte raison si on les a négligées, les gerçures apparaissent très souvent; quelquefois elles passent inaperçues et ne provoquent qu'une très légère douleur. Il importe donc, en présence d'un abcès du sein, de les rechercher avec grand soin, surtout dans le sillon que forme le mamelon à l'aréole. Pour nous, dans toutes les observations que nous avons recueillies, nous avons toujours retrouvé le point de départ de l'inflammation, qui, dans un cas, était ignoré de la malade. En général, cependant, les gerçures provoquent des douleurs extrêmement vives qui appellent immédiatement l'attention. La femme évite de donner le sein et retarde autant que possible le moment de son supplice. Aussi, est-ce dans ces conditions que peut survenir l'engorgement laiteux qui vient encore prédisposer la glande à l'inflammation.

Pour faire disparaître les excoriations, mille moyens

ont été conseillés ; les uns nuisibles aux enfants, qu'il faut éviter, comme l'eau blanche, les pommades à base de plomb ou de cuivre ; les autres, aussi actifs et plus inoffensifs, telles que les solutions de zinc, de tannin, d'argent, les poudres absorbantes ou astringentes de diverses natures. Nous avons vu souvent employer à la clinique d'accouchements, par notre maître, M. le professeur Bouchacourt, une solution de nitrate d'argent à 1 sur 30, appliquée au moyen d'un pinceau, solution qui fait disparaître rapidement la douleur et empêche, peut-être, par une cantérisation légère, l'absorption des produits virulents.

Quand les ulcérations sont la conséquence de l'eczéma de l'aréole, ces divers moyens sont généralement impuissants, et c'est alors qu'il est parfois nécessaire, en présence des douleurs si vives de la mère, de suspendre complètement la lactation.

Nous ne voulons pas énumérer toutes les préparations conseillées, mais nous appelons l'attention tout spécialement sur l'onguent borique, qui a le double avantage d'être un astringent puissant et un antiseptique de premier ordre. En badigeonnant chaque fois l'extrémité du mamelon avec cette préparation, la femme peut souffrir, mais elle est à l'abri de tout danger d'infection et de toute lymphangite. Cette pommade est sans danger pour l'enfant, elle a peut-être comme toutes les autres, l'inconvénient de l'éloigner de la mamelle, mais il est facile d'avoir recours aux bouts de sein de forme et de composition différentes qui diminuent en même temps les souffrances de la mère.

L'action efficace de l'onguent borique est bien démontrée lorsqu'on emploie cette préparation quand, déjà, à la suite des gerçures, les lymphatiques se sont enflammés et ont provoqué un engorgement douloureux des ganglions axillaires.

On peut obtenir en un jour une résolution complète, que ne permettent pas d'espérer toutes les pommades émollientes et résolutives jusqu'à ce jour employées. L'observation suivante en est un exemple.

OBSERVATION Ire. — (Communiquée par M. le Dr CORDIER). — *Lymphangite du sein disparue en un jour sous l'influence des lotions phéniquées et de l'onguent borique.*

Madame S..... 33 ans, accouchée d'un deuxième enfant en février 1881. Elle a allaité avec succès son premier enfant qui est âgé de 2 ans. L'accouchement s'est terminé normalement et tout se passe avec la plus grande simplicité pendant dix jours.

Le dixième jour, alors que la malade n'avait pas encore quitté le lit, elle accuse de légers frissons suivis de chaleur ; la langue devient saburrale et le pouls qui était tombé au chiffre normal, arrive à 100 pulsations. A ce moment, la malade n'acccusait qu'une douleur très supportable dans l'aisselle du côté droit. Les ganglions étaient à peine engorgés, et l'on ne voyait aucune traînée lymphatique se rendant du mamelon à l'aisselle. C'est au point que le médecin chercha du côté de l'utérus la cause de cet état fébrile.

Le soir du même jour, la température qui n'avait pas été prise le matin était de 39°. Le pouls marquait 100 pulsations, et l'état général se montrait toujours inquiétant. Mais on pouvait voir alors de grosses traînées lymphatiques partant du côté externe de l'aréole pour aller se rendre dans la région axillaire. Les ganglions étaient beaucoup plus volumineux. Un d'entre eux avait le volume d'une noisette, autant du moins que pouvait permettre de l'apprécier les souffrances de la malade. C'est alors seulement que l'on recherche sur le mamelon la porte d'entrée des produits septiques, et l'on put constater entre de grosses papilles siégeant à la partie moyenne, une gerçure qui n'avait pas déterminé de douleur assez vive pour que la malade l'ait accusé le matin.

Pour tout traitement, on fit sur le sein, et dans la région axillaire de larges lotions phéniquées au 1/100, et l'on appliqua sur le mamelon et sur l'aréole l'onguent borique. L'enfant continua à prendre ce sein qu'il avait d'ailleurs toujours préféré à celui du côté opposé.

Le lendemain, la température axillaire était à 37° 5, le pouls à 80 ; les traînées lymphatiques avaient disparu, seuls les ganglions axillaires persistaient et étaient encore douloureux.

Comme on le voit par cette observation, les lotions phéniquées et l'onguent borique ont donné un excellent résultat. Tout, dans ce cas, faisait craindre une suppuration prochaine : la douleur de la malade, l'élévation de la température, quelques frissons, de larges traînées lymphatiques et un engorgement ganglionnaire volumineux, et pourtant tous ces symptômes ont disparu comme par enchantement. La malade n'a pas cessé de donner le sein, même du côté enflammé.

Ce fait ne doit pas nous surprendre, nous voyons souvent de larges lymphangites des membres, provoquées par des excoriations, disparaître sous l'influence des seules lotions phéniquées sur le membre et surtout sur le point primitivement enflammé.

Les lotions phéniquées, les applications d'onguent borique ou salicylique n'ont pas la même indication dans le cas où la mammite succède à l'engorgement laiteux. Alors, l'infection virulente n'est pas démontrée, et le résultat des préparations antiseptiques ne serait certainement pas aussi heureux. Nous avons vu d'ailleurs que ces cas sont de beaucoup les plus rares. Il suffirait de mettre l'organe au repos, d'immobiliser le bras, d'exercer une compression légère et d'éloigner l'enfant. Les cataplasmes laudanisés, l'onguent napolitain belladoné, les émollients et les résolutifs de toute nature seront appliqués. S'il le faut, on donnera quelques purgatifs, on employera l'iodure de potassium, et l'ergot de seigle si l'on ne craint pas de tarir la sécrétion du lait.

Mais la compression est encore le moyen le plus efficace pour empêcher la suppuration. Elle donne ici des résultats plus brillants encore que ceux obtenus pour les phlegmons des autres régions, où les succès ne se comptent plus.

II

TRAITEMENT CURATIF

Le plus souvent, quand le médecin est appelé auprès d'une nourrice pour une inflammation du sein, il n'est plus en présence d'une lymphangite, d'un engorgement laiteux ou d'une mammite au début; déjà des abcès sont survenus et de nouvelles indications surgissent.

Doit-il inciser, drainer, ponctionner ou attendre?

Toutes ces opinions ont été soutenues pour chacune des variétés des abcès du sein.

Quand il s'agit des abcès de l'aréole qui se développent dans ces glandules mammaires supplémentaires situées dans le tissu cellulaire sous-cutané (Me Brès. Thèse de Paris 1875), il est presque indifférent d'attendre ou d'intervenir. Certains auteurs laissent le pus se faire jour au dehors, comme Velpeau l'a conseillé depuis longtemps; on peut attendre en effet si la douleur n'est pas vive et si la femme redoute trop l'intervention. Cependant une ponction est préférable, car elle met la malade à l'abri d'une complication qui n'est pas rare : l'inflammation du tissu cellulaire environnant, et la formation d'abcès sous-cutanés qui présentent déjà une certaine gravité.

Ceux-ci doivent être ouverts aussitôt que la fluctuation est manifeste. C'était l'avis de Velpeau. Abandonnés à eux-mêmes, ils ne s'ouvrent qu'après huit ou dix jours, s'étendent quelquefois vers l'aisselle, l'épigastre, et provoquent de véritables phlegmons diffus. Ils peuvent même contourner la glande et pénétrer dans le tissu cellulaire rétro-mammaire, faisant naître ainsi de vastes abcès profonds.

N'est-il pas imprudent de s'exposer à de pareils dangers. S'il s'agissait de tout autre région, ne blâmerait-on pas la prudence excessive du chirurgien ? A ces époques chirurgicales dont nous ne sommes pas loin, où pour une simple ponction on redoutait l'érysipèle avec toutes ses conséquences, on pouvait comprendre et justifier l'expectation, mais aujourd'hui ces raisons n'existent plus, et l'incision hâtive doit être la règle. En agissant ainsi, les abcès du tissu cellulaires sous-cutanés ne présentent plus aucune gravité.

Nous pourrions citer à ce sujet plusieurs observations et montrer qu'en incisant de bonne heure, la guérison ne doit pas se faire attendre 10, 15 et même

30 jours comme le disait Velpeau, mais être obtenu en 3 ou 4 jours.

En voici un exemple :

Observation II. — *Phlegmon sous-cutané du sein. — Incision. — Pansement de Lister. — Réunion par première intention.*

Julie P... 24 ans, demeurant à Lyon grande rue de la Croix-Rousse, dévideuse, se présente à la consultation gratuite le vendredi, 8 avril 1881.

Elle allaite depuis deux mois un enfant bien portant, et montre un abçès du sein droit situé à la partie supérieure et externe du mamelon. La glande n'est pas plus volumineuse que celle du côté opposé ; la pression à la partie intérieure n'éveille aucune douleur, mais il n'en est pas de même en haut, où la peau est rouge sur une large étendue, des traînées lymphatiques se dirigent vers l'aisselle dont les ganglions sont engorgés et douloureux.

En un point, la fluctuation est manifeste, mais sur une petite étendue. La fièvre paraît assez intense et depuis deux jours, la malade a ressenti des frissons répétés pendant la nuit.

Le jour même, la malade est conduite au pansement où sous les vapeurs phéniquées on pratique une incision au point fluctuant, à trois centimètres en dehors du mamelon. Il s'écoule une cuillerée à café environ d'un pus phlegmoneux ; on lave le foyer à l'eau phéniquée et l'on panse selon la méthode de Lister en exerçant une compression assez énergique. La malade retourne chez elle.

Le surlendemain 10 avril, quand elle revient, on constate que toute trace de lymphangite a disparu, et que le foyer de l'abcès n'existe plus. La plaie s'est réunie par première intention.

C'est seulement alors que l'on a recherché la cause du phlegmon, et que l'on a constaté une large gerçure à l'union du mamelon et de l'aréole, gerçure que l'on panse à l'onguent borique. — La malade continue à allaiter, et l'inflammation ne reparaît pas.

En présence d'un pareil résultat on a le droit d'être surpris de voir l'expectation encore aujourd'hui préconisée par quelques chirurgiens qui ne veulent pas inutilement imposer à la malade la douleur d'une incision, comme si les souffrances n'étaient pas plus longues et plus pénibles dans l'ouverture spontanée.

C'est surtout au sujet des abcès glandulaires proprement dits que les auteurs ont été et sont encore partagés.

En 1785, dans son Cours de pathologie et de thérapeuthique chirurgicales, Hevin paraît préférer l'ouverture *naturelle*, et pour des motifs qu'il faut signaler, parce qu'ils sont encore invoqués de nos jours par les partisans à outrance de l'expectation.

« On doit se dispenser d'ouvrir ces sortes d'abcès, pour empêcher l'air de frapper le corps des glandes ; parce que le séjour du pus détruit les cloisons qui séparent les foyers de chaque dépôt; parce que les petits foyers d'abcès distincts viennent se rendre dans celui qu'on a ouvert et produisent différents sinus de difficile guérison ; parce que les ouvertures qui se font spontanément aux téguments, laissent peu de difformités. »

En 1826, Murat soutient la même opinion en invoquant les mêmes arguments.

Il en est de même de Samuel Cooper, d'Astley Cooper, et plus tard d'Hildebrandt d'Erlingen. (*Compendium*, 1845.)

M. le professeur Laroyenne, dont les idées ont été reproduites par son élève Mailhac en 1868 (Thèse de Montpellier), est absolument hostile à l'intervention.

Pour lui, lorsqu'on ouvre ces abcès, leur durée est tout aussi longue ; pour arriver au noyau enflammé, on est obligé d'inciser des tissus sains, d'ouvrir des canaux galactophores, ce qui facilite l'entrée du lait dans le foyer, retarde la guérison et expose la malade aux fistules laiteuses dont la durée est généralement très longue ; la douleur ne diminue guère et le soulagement, lorsqu'il arrive, est payé trop cher par la douleur que provoque le bistouri et l'inquiétude de la malade ; le dégorgement est peu appréciable en raison de la densité et de la faible vascularité du tissu glandulaire ; enfin, l'incision fait toujours redouter l'érysipèle.

Le professeur Gosselin soutient encore la même opinion ; lui aussi, pense que par l'expectation les différents foyers se réunissent tout à leur aise ; qu'il n'y a pas communication de la suppuration d'un lobe à un autre, comme on peut le redouter par l'incision au bistouri ; qu'il n'y a pas d'érysipèle et enfin que la durée de la maladie est moins longue. Mais il est bien obligé de convenir que la crainte de l'érysipèle est le principal motif qui retient son bistouri ; il reconnaît qu'il est parfois difficile de rester insensible en présence des douleurs intolérables des malades, et qu'en l'absence d'épidémie, il ne faut pas trop craindre l'incision. On comprend bien cette prudence en parcourant la statistique qui est produite par son élève Herpin, où l'on voit sur 7 abcès incisés, l'érysipèle se déclarer 5 fois et la mort survenir dans 2 cas.

Nous résumerons plus loin ces divers arguments, nous les discuterons en les comparant à ceux qu'invoquent les partisans de l'incision tardive ou immédiate ;

car si l'expectation a eu des défenseurs à toutes les époques, depuis Hevin, en 1785, jusqu'à Gosselin, l'incision a eu aussi les siens.

Velpeau n'hésitait pas à ouvrir les abcès du sein quand la fluctuation était évidente et le pus bien collecté. Avant lui, Hey, en 1814, conseillait, au moins pour les abcès étendus, de fendre largement la glande, et cette pratique est encore suivie par la plupart des chirurgiens de nos jours.

Inciser dès que la fluctuation est apparente, telle est la pratique que nous avons vu suivre à Lyon par presque tous nos maîtres; mais, il faut avouer que dans les travaux récents, l'incision tardive paraît rencontrer beaucoup plus de partisans.

Nélaton, dans son *Traité de Pathologie*, t. IV, paraît admettre que l'incision prématurée des abcès parenchymateux du sein est loin d'être aussi avantageuse que pour les abcès sous-cutanés.

Lannelongue (*Dictionnaire de Médecine et de Chirurgie pratiques*) préconise la ponction dans les abcès simples quand la peau s'amincit, mais n'hésite pas à conseiller de larges débridements dans les abcès multiples et le drainage quand l'inflammation est très étendue.

L. Tripier (*Dictionnaire de Dechambre*) conseille la même pratique.

En Angleterre, l'incision tardive est également préférée. On n'intervient que quand la peau commence à s'amincir et quand l'ouverture est sur le point de se faire spontanément.

Ainsi qu'on le voit, la majorité des chirurgiens est partisan de l'incision tardive.

L'incision prématurée a trouvé moins de défenseurs, mais elle a été soutenue dès 1855 par un homme de grand mérite. Dans la *Gazette médicale* de Paris, Chassaignac a publié à cette époque, une série d'articles où il préconise sa nouvelle méthode sur laquelle nous voulons insister, car alors il entrait dans la voie que nous suivons aujourd'hui.

En présence des abcès superficiels du sein, il ponctionne à l'aide d'une lancette, et obtient la réunion par première intention.

Dans les abcès glandulaires plus ou moins profonds, il incise plus ou ou moins largement, fait couler le contenu du foyer par la pression, par l'aspiration, par les lavages à l'eau tiède, et il cherche encore à obtenir la réunion de la cavité par première intention. Pour cela, il applique une cuirasse de diachylon et comprime légèrement, après avoir au préalable pratiqué l'occlusion de la plaie faite par le bistouri. Il a obtenu par ce procédé des résultats si heureux qu'il pose en principe que la réunion immédiate doit être la règle dans les abcès du sein, toutes les fois qu'on n'est pas en présence d'un phlegmon diffus. Il ouvrait dès que la présence du pus était pour lui bien démontrée. Dans les cas moins heureux, quand la douleur persistait ou reparaissait, il enlevait l'appareil et plaçait dans l'orifice de l'abcès une canule en Y.

Chassaignac sur 12 observations avait obtenu 12 guérisons et 2 fois la réunion par première intention. C'était beaucoup pour son époque, et bien peu pour la nôtre où la réunion immédiate sera bientôt la règle. Le drainage lui fit abandonner plus tard ce mode de pansement ; il appliqua aux abcès du sein la méthode qu'il employait pour les autres régions. Dans la thèse de Bories (Paris 1858) faite sous son inspiration, on trouve ainsi décrite sa façon de procéder :

« Il prend un trocart suffisamment long, dont la canule soit assez grosse pour laisser passer le tube. Il traverse d'un seul coup la cavité purulente et la partie qui la renferme, puis il retire la lame du trocart, fait passer le tube dans la canule et retire cette dernière. Celà fait, il noue les deux extrémités du tube avec un fil. Si la cavité est vaste, il place plusieurs tubes. Mais dans ce cas, nous l'avons vu agir de la façon suivante : Il commence par faire avec le bistouri une incision qui va jusque dans le foyer, puis il fait passer le trocart par cette ouverture, en dirigeant la pointe de l'instrument vers l'une des extrémités de la cavité. Il traverse la peau en ce point, place le tube et recommence ainsi dans plusieurs directions en introduisant toujours le trocart par la ponction primitive. »

Malheureusement le drainage ne mit pas les opérées à l'abri des érysipèles; c'est en vain qu'il essaya de cautériser les plaies de ses malades avec la pâte de Vienne ou le nitrate d'argent ; les érysipèles se succédèrent et les partisans de l'expectation triomphèrent.

En présence de ces complications, quelques chirurgiens encore partisans de l'intervention, essayèrent la ponction simple suivie de compression.

La compression avait été déjà préconisée par Trousseau et Contour en 1841, (*Journal des connaissances médico-chirurgicales*), pour favoriser le raccollement des parois du foyer. Associée à la ponction, elle donna d'assez beaux résultats pour que, dernièrement, on ait essayé d'y revenir, en pratiquant au lieu de la ponction simple l'aspiration. Mais le pus phlegmoneux est trop épais pour être facilement retiré par un trocart même volumineux aidé d'une puissante aspiration.

Cette méthode devait donc disparaître, et presque mourir avant d'être née.

En résumé, on a successivement conseillé ;

L'expectation,

L'incision tardive,

L'incision prématurée,

Le drainage.

Accessoirement, la compression a été associée à chacune de ces méthodes.

Si l'on voulait juger ces méthodes par le nombre et l'autorité des chirurgiens qui les ont défendues, il serait difficile, après ce que nous avons dit, d'arriver à se faire une opinion bien arrêtée. Mais, dans les sciences, il ne faut pas procéder ainsi. On doit apprécier les méthodes bien moins par l'autorité de ceux qui les défendent que par la valeur des raisons invoquées.

Voyons donc les divers arguments apportés par les défenseurs de l'expectation. On peut les résumer ainsi :

1° La malade n'a pas à redouter le bistouri et reste dans une tranquillité morale plus favorable à la guérison;

2° Les cicatrices sont plus régulières ;

3° Les hémorrhagies ne sont pas à redouter;

4° Le pus peut facilement se collecter en un foyer unique ;

5° On ne craint pas de voir l'inflammation se transmettre des lobules glandulaires malades, aux lobules glandulaires sains, que doit nécessairement intéresser l'incision;

6° La durée de la maladie est moins longue ;

7° L'érysipèle et les diverses complications des plaies ne sont pas à craindre ;

8° Enfin, les conduits galactophores restant intacts, les fistules laiteuses sont moins fréquentes.

Le premier argument est-il bien sérieux ? Est-il donc nécessaire d'appeler constamment l'attention de la nourrice sur cette opération aussi rapide qu'inoffensive ? On ne tient pas, que nous sachions, le bistouri suspendu, comme une épée de Damoclès, sur le sein de la malade. Il n'est pas nécessaire de la laisser pendant de longues heures dans l'appréhension. D'ailleurs, il est facile, par quelques pulvérisations d'éther, d'insensibiliser la peau, et de faire ainsi à peu près complètement disparaître la douleur. Les souffrances de la malade sont quelquefois si vives qu'elle est la première à demander un soulagement immédiat au prix d'une douleur de quelques secondes. Il n'y a pas de comparaison entre ces longues et constantes douleurs qui accompagnent le développement d'un abcès et cette douleur de quelques secondes qui accompagne l'incision. A dire vrai, cette raison mérite à peine de nous arrêter, et nous paraît imaginée après coup par des médecins timides qui ont horreur du bistouri..

On a prétendu, en second lieu, que dans les cas d'ouverture spontanée, les cicatrices étaient plus régulières, et, chose curieuse, c'est aussi un des arguments que font valoir d'autres chirurgiens en faveur de l'incision. A choisir, et quoique nous n'accordions à ces considérations qu'une minime importance, nous préférerions encore nous ranger à la dernière opinion, car elle nous paraît mieux confirmée par les faits, et mieux en rapport avec ce que l'on observe dans les autres régions. Quand il s'agit d'abcès circonscrits à quelques lobules glandulaires les cicatrices sont à peine apparentes, que l'abcès ait été incisé ou qu'il se soit ouvert spontanément. Il en est ainsi dans la plupart des observations relatées par Mailhac dans sa thèse de 1868. Mais quand on est en présence de ces larges phlegmons qui ont envahi successivement la moitié ou les deux tiers de la glande, l'ouverture spontanée ne met pas à l'abri des difformités de l'organe. Cette absence de cicatrices invoquée en faveur de l'expectation, rappelle toujours à notre souvenir une pauvre nourrice venue de la Savoie à l'Hôtel-Dieu de Lyon, qui présentait sur le sein des cicatrices et des fistules si difformes et si nombreuses, que le chirurgien put croire à un ostéite costale, ou à des corps étrangers, à des mèches de charpie oubliées dans la glande, et entretenant la suppuration. Une large incision ne fit rien découvrir de semblable, mais amena, avec l'aide de la compression, en trois semaines, une guérison qui se faisait attendre depuis six mois.

Les hémorrhagies, a-t-on dit encore, ne sont pas à redouter lorsque l'abcès se fait jour spontanément au dehors. Sont-elles donc si redoutables après les incisions ? Nous avons vu un certain nombre d'abcès du sein traités par les ponctions et mêmes les larges incisions, nous avons surtout parcouru les très nombreuses observations relatées dans les différents auteurs ; dans aucun cas, nous n'avons vu survenir et nous ne trouvons signalées ces hémorrhagies si inquiétantes. Nous en trouverions peut-être l'explication dans cette compression énergique presque toujours employée, compression qui peut remplacer le meilleur des hémostatiques. Dans le cas brièvement relaté plus haut, des vaisseaux assez volumineux avaient été ouverts, et, à notre étonnement, le chirurgien ne prit même pas soin de pratiquer des ligatures. La compression fut assez énergique, et l'hémorrhagie s'arrêta spontanément.

Si l'on n'intervient pas, le pus, détruisant peu à peu les diverses cloisons fibreuses qui séparent les lobules glandulaires envahis, se collecte en un foyer unique, et l'on n'a plus cette cavité dans laquelle viennent s'aboucher par des orifices étroits plusieurs foyers secondaires. Avec cette collection purulente bien limitée, on ne craint pas, de voir le pus stagner dans des culs-de-sac anfractueux et retarder la guérison, en faisant courir à la malade de sérieux dangers.

Est-il donc bien établi qu'il soit utile de laisser suppurer complètement les cloisons interlobulaires ?

En attendant, ne craint-on pas de voir s'enflammer par voisinage, d'autres lobules jusque là restés sains ?

Si l'expectation favorise autant qu'on l'a dit la destruction des cloisons fibreuses, elle doit nécessairement favoriser l'extension de l'inflammation à tous les lobules voisins, et alors, loin d'être utile à la malade, en attendant, on ne fera que lui faire courir les dangers réels d'une inflammation envahissante. Ne dirait-on pas vraiment que la suppuration va, pour ainsi dire, obéir au désir du médecin, en détruisant certains points, pour respecter les autres?

En réalité, que l'abcès s'ouvre spontanément, ou qu'il soit ouvert par le bistouri, on se trouvera toujours en présence d'un foyer principal dans lequel viennent s'aboucher des foyers secondaires où la suppuration est moins avancée. C'est précisément pour favoriser l'issue du pus stagnant que la compression et l'aspiration, dans certaines circonstances, sont appelées à rendre de grands services.

Ici encore, on ne trouve aucun fait clinique, aucune observation d'anatomie pathologique, pour appuyer cette assertion.

L'argument suivant est en apparence, et peut être, en réalité beaucoup plus sérieux. Le bistouri pour arriver au foyer de l'abcès doit nécessairement traverser des tissus sains, pénétrer dans des lobules glandulaires qui n'ont pas encore été envahis par l'inflammation, et, par conséquent, les mettre en contact direct avec le foyer même de la suppuration. En principe, cette idée paraît juste, et c'est sans doute pour cela qu'un très grand nombre de chirurgiens sont d'avis de n'ouvrir les abcès que quand ils ne sont séparés de la peau que par une couche de tissu relativement mince.

S'il y a, dans cette ouverture des lobes glandulaires sains de sérieux inconvénients, ils sont largement compensés par le bénéfice que l'on retire d'une incision hâtive.

En évacuant le foyer purulent, on limite l'inflammation et l'on empêche ainsi celle des lobules encore intacts.

Nous montrerons qu'avec la méthode antiseptique, il faut moins redouter de pratiquer des incisions dans des tissus sains, puisque l'on peut espérer la réunion par première intention des parois même du foyer purulent.

D'ailleurs, ce n'est pas par des arguments *à priori* que nous répondrons, mais par des faits. Les observations que nous rapportons plus loin démontreront que cette crainte d'ouvrir les lobulaires glandulaires sains est certainement exagérée. L'incision ne prolonge pas indéfiniment le processus inflammatoire, et par conséquent ne retarde pas la guérison.

Cette durée plus grande de la maladie est encore une raison que l'on a donnée en faveur de l'expectation, ou si l'on préfère, contre l'incision.

Sans parti pris aucun, nous avons voulu comparer entre eux les faits cités d'une part par Chassaignac, de l'autre par Mailhac, qui représentent les deux opinions les plus radicalement opposées, et nous sommes restés convaincus que l'incision hâtive abrégeait la durée de la maladie.

Nous ne parlons pas ici des observations originales que nous rapportons, car elles sont bien autrement concluantes.

Les malades de Mailhac guérissent en 10 ou 15 jours, mais, quel est le chirurgien qui n'a pas vu entrer à l'hôpital des femmes atteintes d'abcès du sein traités par l'expectation, qui portent depuis de longs mois des fistules purulentes ou laiteuses? Pour nous, nous en avons vu plusieurs, une en particulier dont nous avons déjà parlé plus haut, et une autre, plus récemment, dont nous relatons ici l'observation.

Observation III. — *Abcès du sein traités par l'expection.* Non guéris après 4 mois.

Claudine R... née à Ste-Olive, 17 ans, primipare, est entrée à l'hôpital de la Croix-Rousse le 16 juin 1881, pour un abcès, ou mieux, une fistule du sein, qui persiste depuis 4 mois.

Elle a allaité pendant quelques jours, et des gerçures se sont manifestées sur le mamelon du côté droit.

La douleur provoquée était si vive, que la malade dut suspendre l'allaitement. Le sein droit était d'ailleurs plus volumineux que le sein gauche. Comme la fièvre était intense et l'état général assez grave, elle se décida à entrer à l'hôpital de Bourg. Là, on laissa l'abcès se faire jour spontanément. Les souffrances furent très vives pendant 14 jours et disparurent aussitôt que le pus s'écoula.

Quelques jours après, des douleurs reparurent, et avec elles la fièvre, et après 8 jours, deux autres abcès vinrent s'ouvrir à côté de l'orifice fistuleux du premier. On ne pratiqua aucune incision, aucun drainage, et la malade fut traitée par la méthode de l'expectation dans toute sa rigueur.

Aujourd'hui, 17 juin, le sein est encore dur, bosselé, la peau est rouge, violacée, et l'on voit a la partie supérieure et externe, un orifice fistuleux, bourgeonnant, donnant issue à une faible quantité de pus; mais qui ne tarit pas, malgré des injections qui ont été essayées antérieurement.

On pratique alors une large incision, et l'on tombe sur une cavité purulente qui est lavée avec soin avec la solution phéniquée.

La malade est entrée en voie de guérison.

Cette observation n'est certes pas favorable à l'expectation. Après les incisions hâtives, les phlegmons les plus étendus du sein guérissent en moins de trois semaines et cette malade n'est pas encore guérie après quatre mois d'expectation.

Il a été toujours facile, quand on a voulu défendre une méthode, de trouver quelques faits concluants, et dans ce cas, les observations citées par Mailhac pourraient être facilement réfutées par un nombre égal d'observations contradictoirement concluantes.

Jusqu'à présent, il n'est pas démontré par les faits que l'incision prolonge la durée de la maladie. Nous espérons, au contraire, par nos observations prouver qu'on peut guérir un abcès du sein dans un laps de temps très court.

C'est de la même manière que nous répondrons à cette crainte des temporisateurs au sujet de la section des conduits galactophores, de la persistance des fistules laiteuses et de l'impuissance partielle de la glande dans les lactations suivantes.

Quels sont donc les faits qui démontrent que les seins abcédés et guéris par l'incision sont plus gravement compromis dans leurs fonctions que ceux traités par l'expectation simple ?

Nul part non plus, nous ne trouvons faite une statistique démontrant que les fistules laiteuses sont si souvent la conséquence de l'incision. On peut éviter d'ailleurs, autant que possible, de toucher aux canaux galactophores en faisant des incisions parallèles à leur trajet, ce que Richet appelait les incisions en roue.

Toutes ces raisons données sont si peu concluantes aux yeux même des chirurgiens les plus partisans de l'expectation, aux yeux de Gosselin en particulier, qu'ils ont une conduite différente suivant les différentes périodes chirurgicales qu'ils traversent, et suivant surtout qu'ils ont à traiter des malades dans leur clientèle civile ou dans leurs services hospitaliers.

Quand il est à une époque où les statistiques ont appris que les érysipèles sont plus rares, quand il n'y a pas d'érysipèle dans les salles, quand les souffrances de la malade sont vives, Gosselin ne craint pas de se servir du bistouri, et il est moins sévère encore au dehors de l'hôpital. Il ne se soucie guère alors des hémorrhagies, de l'appréhension de la malade, de la section des conduits galactophores, des fistules laiteuses, il incise pour soulager la malade.

L'érysipèle, voilà le véritable argument, le seul qui doive faire hésiter le chirurgien et retenir son bistouri. C'est que la région mammaire est un siège de prédilection de cette affection, comme l'a montré l'expérience.

Quand on parcourt la statistique donnée par Herpin, quand on voit l'érysipèle se développer dans les trois-quarts des cas et entraîner parfois la mort, on comprend bien toute l'appréhension du chirurgien.

A notre époque, l'érysipèle chirurgical est une complication assez rare pour qu'il n'entre plus guère en ligne de compte. A Lyon, où le pansement de Lister est appliqué dans toute sa rigueur on ne le voit plus compliquer les opérations, alors même qu'elles portent sur les régions qui y sont le plus exposées.

L'incision reste donc avec tous ses avantages sans les inconvénients si graves qu'on lui avait reprochés. Au sein, comme dans toute autre région, est vrai ce grand principe chirurgical qu'il faut donner issue au pus aussitôt que sa présence est démontrée.

Par l'incision, on épargne à la malade les douleurs si vives qui accompagnent l'évolution des abcès du sein, douleurs parfois intolérables, au point d'empêcher le sommeil et d'aggraver l'état général. Et non-seulement les douleurs cessent, mais la fièvre tombe, la température s'abaisse de 39, 40°, à l'état normal, et ceci dans l'espace de quelques heures, lorsque le pus a été évacué avec soin et le foyer lavé antiseptiquement.

L'observation suivante est des plus démonstratives :

Observation. IV. — *Abcès glandulaire du sein très profond. — Incision hâtive. — Guérison rapide* (Communiquée par M. le docteur Cordier).

Elisabeth F... 24 ans, dévideuse, demeurant à Lyon, rue du Commerce, 1, entre à l'hospice de la Croix-Rousse, salle Ste-Catherine, 32, le 19 novembre 1880 pour un abcès du sein gauche.

Cette malade est accouchée il y a 22 jours d'un enfant qu'elle a allaité avec succès pendant 18 jours.

Sous l'influence d'une émotion morale vive, et peut être d'un traumatisme, (son mari l'avait battue et mise à la porte) une douleur violente se manifesta dans le sein gauche qui devint plus volumineux. Il y eut des frissons répétés, une fièvre intense et un état général assez grave C'est dans ces conditions qu'elle fut admise à l'hôpital.

A ce moment, 19 novembre, le sein était beaucoup plus gros que du côté opposé. La moindre pression arrachait des cris. La peau était rouge à la partie supérieure et interne, et la pression du doigt indiquait par son empreinte un peu d'œdème. Il n'y avait pas de fluctuation bien manifeste, mais la présence du pus ne parut pas douteuse. L'état général était presque inquiétant, le pouls marquait 115 pulsations et la température axillaire prise le soir, quelques heures après son entrée, était de 39°, 4.

Le 20, au matin, le chirurgien pratique une incision, presque une ponction, mesurant un centimètre et demi, mais à une profondeur d'au moins 4 centimètres. Il s'écoula du pus phlegmoneux abondant. Inutile de dire que l'incision avait été pratiquée sous les vapeurs phéniquées et qu'on fit à l'aide d'un drain des lavages à l'eau phéniquée avec pressions assez énergiques pour évacuer tout le contenu du foyer.

En raison de la profondeur de l'incision, un drain fut laissé à demeure, et le pansement de Lister, appliqué avec soin. On exerce à l'aide de bandes une compression énergique.

Quelques heures après, toute douleur avait disparu, le soir la température était tombée à 37,5 et le pouls à 84.

Le 21, un nouveau lavage fut fait, qui fit écouler un peu de pus ; le drain fut laissé, mais à une moindre profondeur.

Les jours suivants, le même pansement fut pratiqué, et 9 jours après la guérison était parfaite. La guérison s'est maintenue et aucun autre abcès n'est survenu.

Entre temps, comme la malade avait suspendu l'allaitement, et qu'elle ne voulait pas de nouveau donner le sein, on avait imposé une diète un peu sévère et donné quelques purgatifs.

C'est là une observation on ne peut plus concluante en faveur des incisions hâtives. Le chirurgien ne s'est pas demandé si le pus était suffisamment collecté en foyer et le succès a justifié l'intervention. En moins d'un jour la fièvre a disparu et la température est descendue de 2°s. Cette amélioration si rapide n'est pas l'exception, mais la règle générale, aussi on ne comprend guère comment quelques auteurs ont reproché à l'incision de ne pas toujours soulager la malade. S'il en est ainsi dans quelques cas, si, après l'incision et l'issue du pus la douleur persiste, si la température ne s'abaisse pas, on peut affirmer qu'il existe d'autres foyers en suppuration qui réclament eux aussi l'intervention. Il ne fallait pas pratiquer une seule incision, il fallait en pratiquer plusieurs.

Loin par conséquent de faire condamner l'incision, ces faits ne font que démontrer qu'elle rend d'éminents services. Encore une fois, si la malade n'est pas soulagée, ce n'est pas parce que l'incision est mauvaise, mais parce qu'elle est incomplète et insuffisante :

L'observation suivante, donnée par Mailhac en faveur de l'expectation en est une preuve.

Observation V. — *Abcès du sein. Incision insuffisante. Ouverture spontanée d'un 2e abcès à côté du 1er.*

X.... 18 ans, journalière, jouit d'une forte constitution.

1er accouchement en janvier 1868 ; allaite son enfant.

Au mois de février, gerçures aux deux seins, plus profondes et plus douloureuses à gauche, si bien que ce sein n'est plus donné à l'enfant. Quelques jours après il est tuméfié, tendu et le siège de douleurs vagues qui vont tous les jours en augmentant.

8 mars. — Le sein gauche est le siège d'une induration presque générale ; il est rouge, très douloureux ; la peau est œdématiée en certains points.

Il y a de la fluctuation profonde. Le médecin appelé pratique avec le bistouri une incision très profonde. Il soit par l'ouverture une cuillérée environ de pus sanguinolent.

Les douleurs ne sont pas diminuées, il y a de plus une cuisson assez vive au niveau de l'ouverture.

Cataplasmes émollient , mèche.

L'allaitement est continué du côté droit.

Les jours suivants il y a un peu d'amélioration, il sort très peu de pus.

La malade a perdu l'appétit et les forces ; les douleurs l'empêchent de prendre un seul moment de repos.

Le nourrisson est inquiet, pâle et amaigri ; il a la diarrhée.

15 mars. — Un nouvel abcès s'ouvre de lui-même très près du premier. Cataplasmes, mèches.

La suppuration peu abondante, de temps en temps sanguinolente, persiste jusqu'au milieu du mois de mai. A cette époque, la fistule se ferme, il reste encore une induration très étendue.

L'enfant est faible, peu développé, il a encore la diarrhée.

La mère est encore bien faible.

Le mamelon du côté malade a disparu.

Cette observation est loin d'être concluante contre l'incision.

En effet, on peut répondre à l'auteur que ces souffrances si violentes étaient entretenues par l'abcès qui s'est ouvert à côté du premier, et qui déjà, était en voie de formation quand on a pratiqué le premier débridement. Si la fièvre et la douleur ont persisté, c'est qu'un nouvel abcès se formait, qu'il fallait inciser comme le premier et la guérison ne se serait pas fait attendre pendant de longs mois. Loin de démontrer que l'incision est nuisible, elle démontre avec évidence que l'expectation est dangereuse.

Si la malade comme nous venons de le montrer

retire de l'incision hâtive les avantages d'une amélioration rapide soit dans son état local, soit dans son état général, elle n'a pas a craindre de payer ces avantages par une durée plus longue de la maladie. Nous l'avons déjà laissé deviner tout à l'heure, nous voulons maintenant le démontrer par les faits cliniques.

OBSERVATION VI. — *Abcès du sein. Incision hâtive. Guérison rapide.*

Marie D. .. 23 ans, ménagère, entre à l'hôpital de la Croix-Rousse, le 7 mars 1880, pour un abcès du sein droit.

Accouchée le 21 février. — Elle nourrissait depuis 11 jours, quand elle vit tout à coup le sein devenir plus volumineux et être le siège de douleurs intenses.

A son entrée, on constate en effet un volume beaucoup plus considérable du sein droit ; la tuméfaction est diffuse, mais beaucoup plus marquée à la partie supérieure où la peau est un peu rouge et la douleur à la pression extrêmement vive. Le mamelon est ulcéré et les ganglions axillaires engorgés et douloureux.

La fièvre est vive, T. 39,2 et la douleur intense surtout pendant la nuit.

Bien qu'il n'y ait pas de fluctuation bien manifeste, on pratique une incision à une profondeur de 3 cent. environ. Cette incision ne mesure pas plus de 1 cent. 1/2 à 2 cent.

Un pus phlegmoneux s'écoule en abondance par cet orifice.

On fait un lavage attentif du foyer avec l'eau phéniquée au centième. On exerce des pressions réitérées pour évacuer complètement le pus et on pratique un deuxième lavage.

Après avoir appliqné le pansement de Lister, on exerce une compression assez énergique sur le sein malade en prenant la précaution d'immobiliser le bras.

8 mars. — La malade a passé une nuit excellente, elle n'accuse plus aucune douleur. On ne touche pas au pansement.

9 mars. — Point de fièvre, pas de douleurs. On laisse le pansement.

10 mars. — Id. Id.

11 mars. — Quand on enlève le pansement, on constate que le sein a diminué au point de revenir presque au volume normal. Il n'y a plus ni rougeur ni douleur à la pression, et l'incision est complètement cicatrisée.

13 mars. — La malade se trouve si bien qu'elle demande à sortir malgré le chirurgien. Pour plus de sûreté, on fait encore un pansement compressif et l'on engage le malade à revenir.

8 jours après, la guérison s'était maintenue ; la malade dont l'enfant était mort avait cessé d'allaiter.

OBSERVATION VII. — *Abcès du sein. — Incision hâtive. Guérison rapide.*

Madame G...., 27 ans, demeurant rue Cuvier, est accouchée le 20 février 1881, d'un 2e enfant, qu'elle allaite sans complication, jusqu'au 12e jour.

Comme durant le cours de son 1er allaitement, elle voit survenir autour du mamelon droit des gerçures atrocement douloureuses qui nécessitent l'emploi d'un bout de sein en caoutchouc.

6 jours après l'apparition de ces fissures surviennent des frissons que la malade attribue à un refroidissement, mais le lendemain, le sein droit est douloureux dans toute son étendue, surtout au côté externe où l'on voit de longues traînées lymphatiques allant aux ganglions de l'aisselle qui sont eux-mêmes douloureux et engorgés déjà depuis quelques jours, au dire de la malade, qui n'y avait accordé tout d'abord aucune importance.

On suspend l'allaitement du côté malade, que l'enfant ne prend d'ailleurs plus avec plaisir depuis quelques jours. Comme il n'y a pas trace de fluctuation et aucun signe pour guider le bistouri dans le foyer enflammé, on se contente de faire des lotions phéniquées sur le sein et d'exercer, avec du coton, une compression qui devient extrêmement douloureuse.

Le lendemain, en présence des douleurs de la malade, on se décide à intervenir, et on fait une première incision, qui ne donne que du sang. A côté et en dehors, on pratique une deuxième ponction, qui, cette fois, donne issue à une cuillerée à café environ d'un pus sanguinolent. On lave avec soin à l'eau phéniquée et l'on pratique le pansement de Lister. Cependant, nous devons dire que l'incision fut faite à l'air libre et sans pulvérisation de vapeurs phéniquées.

On exerce de nouveau une compression assez énergique, qui, cette fois, est bien supportée.

Le soir, la malade n'a plus aucune douleur et passe une bonne nuit.

Le lendemain, on n'enlève pas le pansement, vu l'absence de toute fièvre et de toute douleur locale.

Le surlendemain, on enlève le pansement et on constate avec satisfaction que la réunion a été obtenue dans les deux incisions.

Toutefois, on n'a pas permis, peut-être à tort, de continuer l'allaitement, en raison de la persistance des érosions du mamelon et de la crainte de nouveaux abcès.

Ces deux observations, comme celle portant le numéro IV, sont aussi favorables que possible à la méthode que nous préconisons. La guérison a été obtenue dans ces deux derniers cas en 3 ou 4 jours, dans le premier en 8 jours, ce que l'on ne pourrait pas espérer par toute autre méthode.

Cessation immédiate des douleurs et de la fièvre, guérison extrêmement rapide, voilà les deux grands avantages qu'a donnés l'incision avec les lavages phéniqués et la compression.

Dans le cas suivant, le résultat quoique remarquable n'a pas été aussi heureux.

Observation VIII. — *Vaste abcès du sein. — Incision hâtive. — Bon résultat.*

Marie B..., 36 ans, entre à l'hôpital de la Croix-Rousse, salle Ste-Catherine, le 23 février 1881. Bonne constitution, bonne santé habituelle, pas d'antécédents héréditaires.

Accouchée le 4 février. Elle a allaité pendant 12 jours sans accidents. Depuis 10 à 12 jours elle a éprouvé des douleurs assez vives dans le sein gauche ; ces douleurs sont si vives qu'elle doit suspendre l'allaitement.

Au moment de l'entrée à l'hôpital, le sein est presque doublé de volume ; il est tuméfié : dans toute sa partie externe, la peau est rouge et œdémateuse. La température prise le soir est de 38°,5.

Le lendemain, 24 février, on pratique une incision à la partie externe de l'aréole, incision longue de 2 centimètres et profonde de 2 à 3 centimètres. Du pus s'écoule en très grande quantité.

On pratique des lavages à l'eau phéniquée à deux ou trois reprises différentes, puis on applique le pansement de Lister et l'on essaie la réunion par première intention.

Le soir même, la température tombe à 37°, et la malade n'éprouve plus aucune douleur.

Le surlendemain, 25, on enlève le pansement pour pratiquer un nouveau lavage, et comme les lèvres de la plaie ne sont pas réunies, on met un drain pour faciliter l'écoulement du pus.

Les jours suivants, le même traitement est continué, et la malade peut sortir le 5 mars complètement guérie.

Durant tout le cours de son traitement, elle a pris trois purgatifs et a été condamnée à une diète sévère.

Observation IX. — *Vaste abcès du sein. — Incision. — Guerison rapide.* — (Communiquée par M. Bobichon, externe du service de M. Fochier.)

Marie M.... 21 ans, tailleuse, née à Rive-de-Gier, jouit habituellement d'une bonne santé.

Elle n'accuse pas d'antécédents, soit au point de vue de la scrofule, soit au point de vue de la syphilis.

Elle est accouchée d'un enfant, actuellement bien portant, au mois de novembre 1880.

Dans les derniers jours du mois de mai 1881, elle remarqua que son enfant, qu'elle allaitait, avait du muguet. Le 1er juin son sein gauche présentait quelques crevasses, elle donna alors le sein droit à l'enfant.

Pendant plusieurs jours, elle éprouva de vives douleurs, dans le sein malade, qui la décidèrent à venir à la consultation de la Charité le 12 juin. On voit alors le sein gauche volumineux, d'une teinte rouge qui rappelle celle de l'érysipèle. Le sein est douloureux à la pression. La partie postérieure et supérieure de la glande est complètement envahie par l'inflammation ; le reste est intact.

On pratique alors sous les vapeurs phéniquées une incision à 3 travers de doigt au-dessus du mamelon. Le pus se trouve à 2 centimètres de profondeur. L'incision donne issue à un verre et demi de pus environ, on met un drain en puits et l'on injecte de l'eau phéniquée (solution forte).

On fait ensuite avec du coton phéniqué, que l'on recouvre de toile cirée. un pansement destiné à relever le sein et à le maintenir aussi haut que possible.

Depuis le 12 juin on a renouvelé tous les jours le même pansement, et dès le 16 un mieux sensible se manifeste.

Le 18, la coloration rouge à presque entièrement disparu et il ne s'écoule presque plus de pus.

Le 19, on sort de drain.

Le 20, la malade est en bonne voie de guérison, la plaie se rétrécit.

L'allaitement a été cessé à partir du moment où la malade est venue se faire opérer.

En résumé, grâce au pansement de Lister et à la méthode antiseptique, l'incision hâtive ne fait plus courir à la malade les dangers de l'érysipèle, lui donne un soulagement immédiat et abrège singulièrement la durée de la maladie, puisque dans bon nombre de cas, on peut obtenir la réunion par première intention. Mais il faut avoir la précaution de presser le foyer, d'exprimer, pour ainsi dire, la glande, de laver avec soin et plusieurs fois le foyer avec la solution phéniquée et enfin de comprimer l'organe tout entier pendant quelques jours pour favoriser la réunion entre elles des parois de l'abcès.

Le traitement serait le même pour les abcès sous-mammaires, mais nous ne voulons pas nous étendre sur cette question, d'abord parce que nous ne pourrions apporter aucune observation nouvelle, et ensuite parceque tous les chirurgiens s'accordent à préconiser l'intervention hâtive, et le drainage quand il est jugé nécessaire pour favoriser le libre écoulement du pus.

III

TRAITEMENT GÉNÉRAL

Nous n'avons dit que quelques mots du traitement général et seulement en parlant du traitement préventif. Il a cependant son importance, et pourtant notre but n'est pas d'y insister longuement.

Quand la femme a renoncé à l'allaitement, il faut employer tous les moyens préconisés pour tarir la sécrétion lactée, et nous savons déjà que les purgatifs jouent le rôle capital. Les purgatifs ont encore ici l'avantage d'abaisser la température et de favoriser la disparition de l'état suburral des voies digestives que provoque toujours l'état fébrile. L'aconit, l'ergot de seigle, l'iodure de potassium, la saignée ne sont qu'exceptionnellement indiqués, à supposer que leur utilité soit démontrée.

Avec les purgatifs, la diète constituera le grand moyen de diminuer l'activité fonctionnelle de la glande. Dans les observations où le résultat a été le plus brillant et la guérison la plus rapide, la diète a toujours été conseillée et observée aussi bien pour les boissons que pour les aliments solides.

Diète et purgatifs sont donc pour nous, le traitement général tout entier.

Mais quand la mère veut nourrir ou peut espérer nourrir dans quelque temps, ce traitement général ne doit pas être employé avec toute sa rigueur.

Mais le médecin est bien souvent embarrassé pour répondre à cette question de la nourrice dans le cas d'abcès du sein : faut-il continuer ou cesser l'allaitement ?

Il faut savoir d'abord que dans toute inflammation du sein, nous voulons dire du tissu glandulaire, le lait présente toujours des altérations sérieuses dans sa composition et dans ses éléments. Comme Donné l'a montré depuis longtemps, les leucocythes purulents granuleux sont toujours mêlés aux globules du lait. Que ces globules purulents viennent des canaux galactophores et des culs-de-sac glandulaires enflammés, ou du foyer même de l'abcès dans lequel viendrait s'ouvrir un canal excréteur, qu'ils passent dans le lait par absorption, tout ceci importe peu; le lait est altéré, il peut provoquer chez l'enfant des troubles du côté des voies digestives : voilà ce qu'il faut retenir avant tout. Par conséquent, il est indiqué de ne pas donner à l'enfant le sein malade.

Faut-il donner le sein resté indemne ? Il n'y a aucun

danger pour l'enfant, mais la succion d'un sein provoque toujours du côté opposé une sécrétion sympathique qui peut retarder la guérison.

Quand il s'agit d'abcès de l'aréole, ou d'abcès du tissu cellulaire sous-cutané que l'on sait devoir guérir en quelques jours, on peut suspendre l'allaitement du côté malade pour le continuer seulement du côté sain.

S'agit-il d'abcès glandulaires limités et superficiels, dont on peut espérer encore la guérison en quelques jours, par l'incision hâtive et la réunion par première intention, on peut suspendre l'allaitement pendant 2 ou 3 jours et des deux côtés, sauf à le reprendre d'abord du côté sain, et plus tard du côté malade.

Se trouve-t-on au contraire en présence d'abcès étendus et profonds, il est préférable de cesser complètement la lactation, aussi bien dans l'intérêt de la mère que dans celui de l'enfant.

CONCLUSIONS

Nous avons étudié dans ce travail le traitement préventif et surtout le traitement curatif des phlegmons et abcès glandulaires du sein.

Comme dans la grande majorité des cas, ces phlegmasies sont la conséquence de lymphangites provoquées elles-mêmes par les gerçures du mamelon, le meilleur moyen de les prévenir est d'empêcher l'absorption des produits septiques. Les lotions phéniquées et les applications d'onguent borique paraissent donner à ce point de vue de bons résultats.

Quand la présence du pus est constatée, il faut, quelque soit le siège de l'abcès, inciser le plustôt possible, laver le foyer à l'eau phéniquée, l'exprimer avec soin, et tenter la réunion par première intention en exerçant sur le pansement de Lister, une compression suffisamment énergique.

Si la réunion n'est pas obtenue, il faut continuer les lavages et faciliter par un drain en puits le libre écoulement du pus.

Quand la malade veut cesser l'allaitement, les purgatifs et la diète peuvent rendre de réels services.

On peut continuer la lactation dans les abcès superficiels, mais dans les abcès glandulaires, il faut éloigner l'enfant pendant quelques jours et ne permettre de nouveau l'allaitement qu'après avoir obtenu la réunion par première intention.

INDEX BIBLIOGRAPHIQUE

HEVIN. — 1785. *Cours de Path. et de Thérap. chirurg.* Art. « Engorgement inflammatoire des Mamelles.

MURAT ET PATISSIER. — 1818. Dictionnaire en 60 vol., page 399.

VELPEAU. — 1839. Dictionnaire en 30 vol.

BOYER. — 1821. *Traité des Maladies chirurgicales*, tome VII, p. 210.

TROUSSEAU ET CONTOUR. — 1841. *Journal des Connaissances Médico-chirurgicales*, p. 45.

DE SANDOUVILLE. — 1843. De la Mastite *(Journal de Malgaigne)*.

BLANDIN. — 1843. *Journal de Médecine et Chirurgie pratiques*, par Championnière.

CHARPENTIER-MÉRICOURT. — 1845. *Traité des Maladies du sein.*

ROSSI. — 1845. *Gaz. Médicale de Paris.*

ASTLEY COOPER. — 1837. *Œuvres chirurgicales.*

SAMUEL COOPER. — *Œuvres de chirurgie pratique.*

DELUZE. — 1850. *Gaz. Médicale de Paris.*

GIRALDÈS. — 1851. *Mémoires de la Société de Chirurgie*, t. II.

NÉLATON. — *Pathologie chirurgicale*, t. IV.

NÉLATON. — 1853. *Revue Médico-Chirurgicale.*

NÉLATON. — 1853. *Presse Médicale.*

VELPEAU. — 1853. *Traité des Maladies du sein.*
GIRALDÈS. — 1854. *Gazette des Hôpitaux.*
CHASSAIGNAC. — 1855. *Gaz. Médic. de Paris,* pages 40, 57, 609.
MEISINGER. — 1854. *Gaz. Médicale de Paris.*
BLEY. — 1859. *Gaz. Médicale de Strasbourg.*
TROUSSEAU. — 1850. *Gaz. des Hôpitaux.* « De l'allaitement. »
CLINTOCK. — 1860. *Presse Médicale de Dublin.*
L. TRIPIER. — 1871. *Dictionnaire de Dechambre.* Art. « Mamelles. »
BOUCHACOURT. — 1871. *Dictionnaire de Dechambre.*
LANNELONGUE. — 1875. *Dictionnaire de Jaccoud.* Art. « Mamelles. »
GOSSELIN. — 1873. *Cliniques de la Charité,* t. II.
PARROT. — 1874. Clinique des enfants *(Progrès Médic.).*
CHURCHILL. — 1874. *Œuvres.* Traduction Leblond.
NUNN. — *Transactions of London obstetrical Society,* t. III, p. 197.
BURNS. — *Midwifery,* p. 625.
A. RICHARD. — *Pratique journalière de la Chirurgie.*
A. DESPRÈS. — 1877. *Pratique journalière de la Chirurgie.*
BARKER FORDYCE. — 1873. *Lyon-Médical.*
SOCIÉTÉ DES SCIENCES MÉD. DE LYON. — 1868. *Journal de Médecine de Lyon.*
ARCHIVES GÉN. DE MÉDECINE. — 1re Série, t. XI, p. 341.
Thèses de Paris. — HAVET, 1857. BORIES, 1858. DUVAL, 1861. CLAUDE, 1862. GILLE, 1873. GRAN Y O'DONNEL, 1875. CALVET, 1875. PIORRY, 1875. Me BRÈS, 1875. HERPIN, 1876. HAELLING, 1876. ARTHUIS, 1876. BRIOT, 1876. BOURGEY, 1867. LEHALLAIS, 1878. BAILLEUL, 1878.
Thèse de Montpellier. — MAILHAC, 1868.

LYON. — IMP. CHANOINE, LÉON DELAROCHE ET Cie SUCC[rs], 10, PLACE DE LA CHARITÉ

www.ingramcontent.com/pod-product-compliance
Ingram Content Group UK Ltd.
Pitfield, Milton Keynes, MK11 3LW, UK
UKHW021139230726
13926UKWH00002B/878

9 782014 086867